Les débuts de l'endoscopie

ACTEURS DE LA SCIENCE
Fondée par Richard Moreau,
professeur honoraire à l'Université de Paris XII
Dirigée par Claude Brezinski et Roger Teyssou

La collection Acteurs de la Science est consacrée à des études sur les acteurs de l'épopée scientifique moderne ; à des inédits et à des réimpressions de mémoires scientifiques anciens ; à des textes consacrés en leur temps à de grands savants par leurs pairs ; à des évaluations sur les découvertes les plus marquantes et la pratique de la Science.

Dernières parutions

Pascal MESPOUILLE, *La conscience et ses biais, Connaître et reconnaître les biais cognitifs pour ne plus se tromper*, 2024.
Claude JOSEPH, *Le Temps, sa vie, son œuvre… Vieillissement et sénescence des êtres vivants,* 2024.
Edouard PELISSIER, *Du cœur et du sang. Comment William Harvey élucida le mystère du fonctionnement du cœur*, 2024.
Elie VOLF, *De la baguette dite divinatoire, du pendule dit explorateur, et des tables tournantes, Du point de vue de l'histoire, de la critique et de la méthode expérimentale, selon Michel-Eugène Chevreul*, 2024.
Jacques LE MÉE, *De la scie d'amputation aux ciseaux nucléaires, Histoires de chirurgie et de médecine, Et quelques ragots de salle de garde*, 2024.
Michel DUBUISSON, *Pierre-Charles-Alexandre Louis (1787-1872), A French doctor at the dawn of scientific medicine*, 2024.
Sofiane BOUHDIBA, *Histoire médico-sociale de l'urine. De l'Antiquité à nos jours,* 2024.
Jean-François SCHVED, *Dictionnaire du sang*, 2024.
Roger TEYSSOU, *Les calculs de la vessie et la lithotritie,* 2024.
Anne-Marie MARION-AUDIBERT, *Au fil de nos entrailles*, 2023.
Norbert GUALDE, *L'Épidémie c'est l'homme, L'Anthropocène, l'épidémie, la syndémie, la démorésilience*, 2023.
Roger TEYSSOU, *Félix Le Dantec, Breton de Lannion et homme d'exception*, 2023.

Roger Teyssou

Les débuts de l'endoscopie

L'Harmattan

Du même auteur
aux éditions L'Harmattan

Les calculs de la vessie et la lithotritie, 2024.

Félix Le Dantec, breton de Lannion, homme d'exception, 2023.

Histoire des Statistiques. Des origines au XIXe *siècle. Si les statisticiens m'étaient comptés…*, 2022.

Une histoire de la médecine, 1500-1900, 2022.

L'affaire Semmelweis, un scandale sanitaire sans équivalent, 2020.

Variole : Théodore Tronchin et la grande aventure de l'inoculation, 2019.

Nouveau dictionnaire mémorable des remèdes d'autrefois, 2018.

Jérôme Fracastor, de la nature des choses à la nature des germes, 2017.

La thérapeutique de Fracastor, lexique des médicaments, 2017.

Jean Wier, Des dieux, des démons, des sorcières, 2016.

Orfila, le doyen magnifique et les grands procès criminels au XIXe *siècle. El decano magnifico*, 2015.

Freud, médecin imaginaire… d'un malade imaginé, 2014.

Une histoire de la circulation du sang, Harvey, Riolan et les autres… Des hommes de cœur, presque tous, 2014.

Paul Sollier contre Sigmund Freud, l'hystérie démaquillée, 2013.

Gabriel Andral, la médecine dans le sang. Un pionnier de l'hématologie, 2012.

Charcot, Freud et l'hystérie, 2012.

L'aigle et le caducée. Médecins et chirurgiens de la Révolution et de l'Empire, 2011.

Une histoire de l'ulcère gastroduodénal. Le pourquoi et le comment, 2009.

Dictionnaire des médecins, chirurgiens et anatomistes de la Renaissance, 2009.

Dictionnaire mémorable des remèdes d'autrefois, 2007.

Quatre siècles de thérapeutique médicale du XVIe *au XIX*[e] *siècle en Europe*, 2007.

La Médecine à la Renaissance, 2002.

5-7, rue de l'Ecole-Polytechnique, 75005 Paris
http://www.editions-harmattan.fr
ISBN : 978-2-336-52015-5
EAN : 9782336520155

Introduction

Voici ce que le *Dictionnaire encyclopédique des sciences médicales* sous la houlette de Lereboullet, rédigé par Hahn, édité en 1887 chez Masson, Asselin et Houzeau dit à propos de l'endoscope : *Instrument inventé en 1853 par Desormeaux et destiné à explorer les parties internes de l'organisme qui ne sont qu'en communication avec l'extérieur que par un orifice ou un canal étroit et où il est possible de pénétrer en ligne droite. L'endoscope sert à explorer l'urèthre, la vessie, les fosses nasales, le col et le corps de l'utérus, les cavités accidentelles, etc. Lorsqu'il s'agit de l'urèthre, il prend le nom d'uréthroscopie.*

Le principe de l'endoscope est très simple : il consiste essentiellement en une sonde pour livrer passage aux rayons lumineux en maintenant ouverts les orifices des cavités ou les canaux que l'on doit explorer et en un miroir percé en son centre et placé obliquement en face de la sonde, pour projeter parallèlement à son axe le faisceau lumineux émané d'une source placée latéralement.

Comme l'endoscope est destiné à agir sur des organes trop profonds et par des ouvertures trop étroites pour que le spéculum y soit applicable, il a fallu ajouter des dispositions pour augmenter autant que possible l'éclairage des objets et pour soustraire l'œil de l'observateur à la lumière directe et en même temps rendre l'appareil facile à manier.

Dans le but d'augmenter l'éclairage, une lentille plano-convexe est placée entre la lumière et le miroir percé, de manière à faire converger les rayons sur les objets placés au bout de la sonde. Du côté opposé à la lentille se trouve un miroir concave à surface sphérique dont le centre de courbure coïncide avec la source de lumière, afin de réfléchir les rayons lumineux suivant leur direction d'incidence et de les faire parvenir à la lentille sous le même angle que ceux qui la frappent directement : de cette manière tous ces rayons vont former leur foyer au même point. Les rayons de retour sont recueillis dans un système de lentilles et vont converger dans l'œil de l'opérateur.

Quant à la source lumineuse, elle doit être du plus petit volume possible et donner en même temps une lumière intense. On se sert ordinairement de gazogène, qui a l'avantage d'être très maniable.

La sonde est droite et cylindrique dans presque la totalité de sa longueur ; dans sa partie extérieure, elle s'élargit en cône pour arriver au diamètre de la bague à laquelle elle doit s'ajuster. Pour l'introduire on la garnit d'un embout d'argent porté par une longue tige. Sur le côté, elle est munie d'une ouverture sous forme de fente et sert au passage des instruments destinés soit à nettoyer les parties, soit à pratiquer diverses opérations. Une fois la sonde en place et l'embout retiré, on fixe l'endoscope sur son extrémité.

Nous n'entrerons pas dans le détail de la construction de l'endoscope lui-même ; pour sa description complète et les figures qui le représentent, nous renvoyons à l'ouvrage de Desormeaux « De l'endoscope... », Paris, 1865.

Avec l'uréthroscope de Langlebert on peut éclairer l'urèthre par la lumière du jour, d'une simple bougie ou d'une lampe ordinaire. La lentille L au lieu d'être fixée à l'extrémité d'un tube cylindrique, occupe la base d'un cône argenté intérieurement et d'une hauteur telle que son sommet coïncide avec le foyer F de la lentille. À une certaine distance de la lentille est placé un miroir métallique incliné de 45 degrés et percé d'une petite ouverture. Ce miroir, légèrement concave, réfléchit les rayons lumineux réfractés par la lentille, de manière à éclairer le fond de la sonde que l'on regarde au moyen de l'oculaire O.

L'endoscope peut servir à explorer le col de l'utérus et même le corps, à la condition que l'orifice soit préalablement dilaté ; dans le rectum, il permet d'explorer des parties très profondes où le spéculum ne peut pénétrer ; il fournit des renseignements utiles dans les cas de plaies avec corps étrangers. Mais c'est surtout dans l'exploration de la vessie et de l'urèthre, qu'il rend des services : on peut par ce moyen constater l'état de la muqueuse vésicale, la présence de calculs, leur disposition, reconnaître s'ils sont ou non adhérents, examiner les parois de l'urèthre, découvrir l'orifice des fistules uréthrales et la nature des rétrécissements, pratiquer le cathétérisme endoscopique et d'autres opérations.

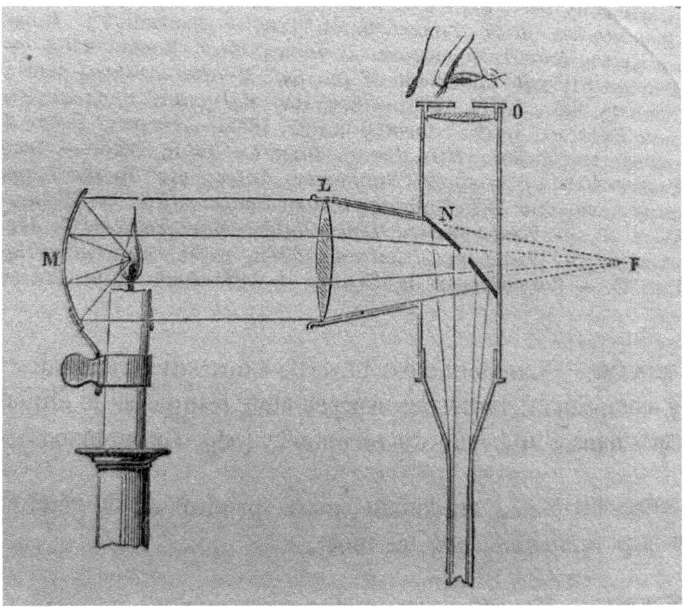

Principe de l'endoscope

Dictionnaire encyclopédique des sciences médicales,
Hahn, première série, 1887, **34**, 523-525.

Philipp Bozzini
(1773-1809)

Né à Mayence le 25 mai 1773. Il soutient son doctorat en 1797. Avec trois quarts de siècle d'avance, il ouvre la voie à l'endoscopie. Il était issu d'une famille italienne qui avait fui l'Italie à la suite d'un duel en 1760. Pendant la guerre de la Seconde Coalition, il sert dans l'armée impériale et dirige un hôpital de campagne de 120 lits. Ses mérites sont connus de l'archiduc Charles d'Autriche (1771-1847) qui soutient son invention.

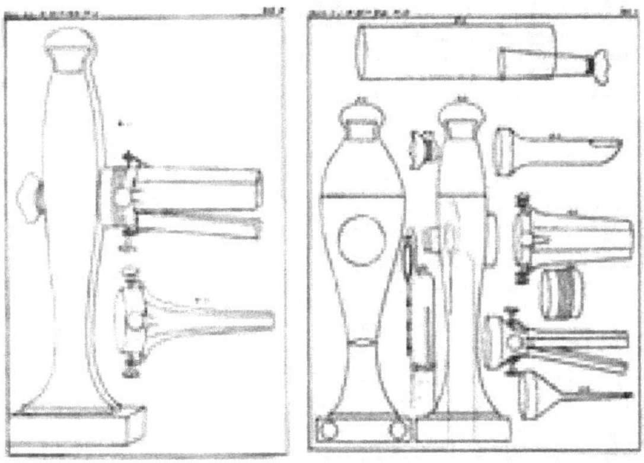

Lichtleiter eine Erfindung zur Anschauung innerer Theile und Krankheiten nebst der Abildung,
J. pract. Heilk., 1806, 24, 1 St., 107-124, puis, en 1807.

L'appareil était formé de deux parties essentielles : 1° une espèce de lanterne ; 2° une série de tubes métalliques (specula) destiné à être introduits dans les divers canaux du corps. La lanterne, en forme de calice, était en fer blanc ; au centre se trouvait une petite bougie en cire. Le haut de l'appareil était couvert ; mais une large ouverture sur la partie supérieure et plusieurs trous à la base fournissaient un courant d'air suffisant pour la combustion de la bougie. Cette dernière était fixée dans un tube de métal et poussée en haut par un ressort semblable à celui employé dans la lampe de Palmer. Sur les côtés de l'appareil il y avait deux trous arrondis placés vis-à-vis, l'un plus large que l'autre. Au plus petit était fixé un oculaire, au plus large le spéculum était adapté. La flamme de la bougie était juste au-dessus du niveau de ces deux ouvertures. L'orifice du spéculum (tube de fer blanc ou d'argent poli) était toujours de même grandeur, mais le diamètre du tube variait suivant le canal dans lequel il devait être introduit. L'appareil avait treize pouces de haut, deux d'avant en arrière, et trois d'un côté à l'autre (le pouce correspondait à 2,54 centimètres). Ces dimensions furent jugées nécessaires afin qu'il y eût un espace suffisant pour que la bougie brulât avec fermeté et que la lanterne ne devint pas trop chaude. L'oculaire était réglé de manière que toutes les parties étaient cachées à l'œil, à l'exception de celles qu'éclairerait le speculum. On remarquera que la lanterne doublée d'étain à l'intérieur constituait, en fait, deux miroirs concaves l'un en avant et l'autre en arrière de la bougie. Le réflecteur postérieur (si cette expression peut être employée) était perforé d'un trou pour recevoir l'oculaire, et l'antérieur d'un autre pour le spéculum.

Mackenzie Morell,
Du laryngoscope et de son emploi dans les maladies de la gorge...,
Paris, 1867, 5-6.

C'est à lui que revient le privilège d'avoir imaginé le premier instrument pour explorer les organes à l'aide d'une lumière artificielle : le Lichtleiter. Cet instrument comprend une bougie fixée par des ressorts ; à l'arrière, un miroir concave renvoie la lumière. Un chapiteau permet l'évacuation des fumées et de la chaleur. Différents tubes permettent l'examen du vagin, de la vessie, du rectum ou du larynx. Il possédait des connaissances exceptionnelles en mathématique, en chimie et en philosophie. Il meurt du typhus à l'âge de 36 ans après avoir traité avec succès 42 de ses patients.

Il publie en 1806 un article intitulé *Lichtleiter eine Erfindung zur Anschaung innerer Theile und Krankheiten nebst der Abildung*, J. pract. Heilk., 1806, 24, 1 St., 107-124, puis, en 1807, un livre consacré au même appareil, *Der Lichtleiter*, Weimar, 1807.

Il effectue une démonstration dans le grand auditorium de l'Académie impériale pour l'examen endoscopique du vagin et de l'une jeune femme. L'Académie conseille son emploi et l'expérimente chez dix volontaires. L'Académie recommande son emploi mais la Faculté qualifie l'appareil de « petit jouet » et désapprouve son utilisation.

L'objet disparaît du musée Joséphine à Vienne. En 1960, il est retrouvé par le docteur Irving Busch. Le docteur Rainer Engel sollicite sa restitution au musée viennois. Il essuie un refus catégorique du directeur des collections.

La remise officielle du Lichtleiter Bozzini devait avoir lieu six ans plus tard. À l'occasion de la réunion annuelle de l'AUA à Orlando en mai 2002, les représentants de l'American College of Surgeons (ACS) et du conseil d'administration de l'AUA se sont rencontrés lors du forum historique annuel. Le point culminant de cette réunion a été la remise du Lichtleiter de l'ACS par l'AUA au Dr Manfred Skopec de la Société internationale de recherche Nitze-Leiter en endoscopie de Vienne.

Pierre Ségalas
(1792-1875)

Ségalas Pierre-Salomon naquit à Saint-Palais dans les Basses-Pyrénées le 1er août 1792 et mourut à la Tour-Vallenrin (Saône-et-Loire) le 12 octobre 1875. Il soutient sa thèse le 16 décembre 1817 : *Quelques réflexions sur la certitude et l'activité de la médecine.* Élu à l'Académie de médecine, d'abord adjoint résidant de la section de médecine le 3 juin 1823 puis membre de la section d'anatomie et de physiologie le 20 janvier 1835.

Il tenait salon et l'on y rencontrait tout ce qu'il y avait de célèbre dans la littérature et dans les sciences. Sa belle-sœur, épouse de Victor Ségalas, avocat et frère de Pierre, y recevait et récitait ses poésies. Anaïs Ségalas (1811-1893) femme de théâtre et poétesse, jouissait à l'époque d'une certaine célébrité notamment comme féministe, anticolonialiste, hostile à l'esclavage et la ségrégation raciale.

Pierre Ségalas, en 1827, propose un moyen d'éclairer l'urètre et la vessie de manière à voir l'intérieur et fait observer qu'en le modifiant un peu, son appareil semble propre à éclairer différentes parties de la muqueuse gastro-pulmonaire. Il est constitué d'un tube rectiligne en argent muni d'un mandrin qui facilitait son introduction dans la vessie. Un boitier cylindrique reçoit deux bougies dont un jeu de miroirs reflète la flamme. Cet éclairage était très insuffisant et son utilisation fut limitée.

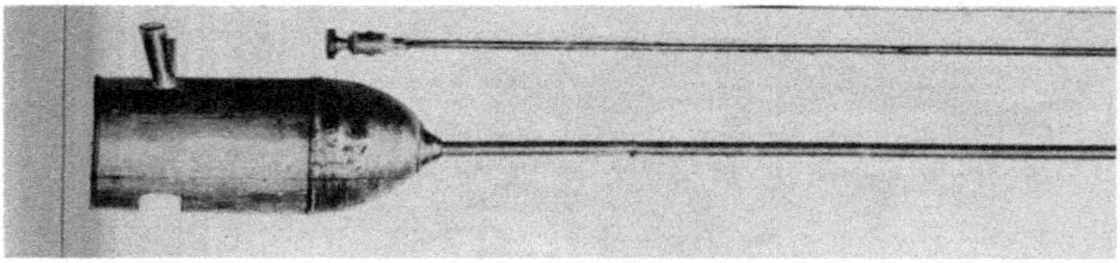

Endoscope de Ségalas

Ségalas Pierre, Un moyen d'éclairer l'urèthre et la vessie ..., *Rev. Méd. franç. étrang.*, 1827, **1**, 157-158.

Alain Segal a consacré un article à cet appareil dans la revue *Histoire des sciences médicales*, en 2008. L'appareil comportait une sonde polie intérieurement, un miroir conique, un miroir concave, un tube cylindrique de 6 mm de diamètre et de 13,5 cm de long, deux bougies, une sonde de caoutchouc au diamètre du premier tube.

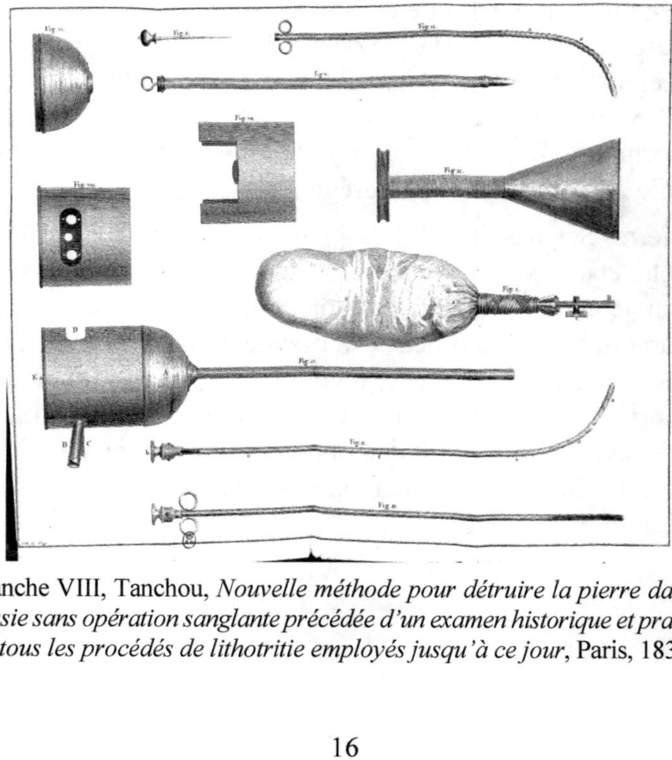

Planche VIII, Tanchou, *Nouvelle méthode pour détruire la pierre dans la vessie sans opération sanglante précédée d'un examen historique et pratique de tous les procédés de lithotritie employés jusqu'à ce jour*, Paris, 1830.

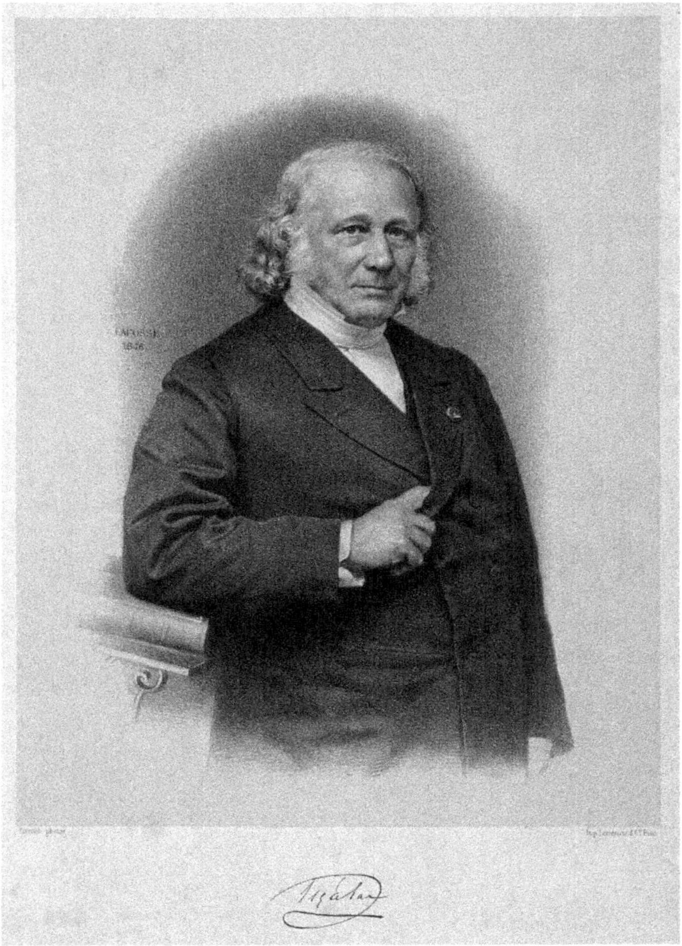

Pierre Salomon Ségalas. Lithographie de J.B.A. Lafosse, 1868, in R. Burgess, *Portraits of doctors & scientists in the Wellcome Institute*, Londres, 1973, no. 2689.3, cc Wellcome collection gallery (2018-04-01).

Jean-Pierre Bonnafont
(1805-1891)

Né à Plaisance dans le Gers, d'une famille modeste, le 22 janvier 1805. Il a pour parrain un médecin, le docteur Maur, installé à Plaisance. Il connait une enfance studieuse dans la région de Montpellier. Il entre comme simple soldat dans la garde royale en 1827 et accède bientôt à l'officiat de santé par un Conseil de l'académie de Montpellier. Son colonel lui obtient du général de Bourmont l'autorisation de solliciter un poste d'élève-chirurgien à l'hôpital d'instruction des armées du Val-de-Grace. Il bénéficie alors des leçons de J.-P. Gama (1775-1861) et L.J. Bégin (1793-1859). En 1830, il fait partie de l'expédition d'Alger et reste douze années en Afrique participant à vingt-deux combats. Il soutient sa thèse de doctorat *Sur les plaies d'armes à feu observées en Afrique,* 1834.

Il invente un spéculum et un système d'éclairage qui lui permet d'examiner le tympan et dont il se sert depuis vingt ans pour éclairer le conduit auditif et le tympan. *Ce cylindre présente d'un côté une ouverture circulaire de deux centimètres, munie d'une lentille convexe des deux côtés et communiquant à un petit tube soudé sur le corps de l'instrument. Ce petit tube est garni : 1° d'un miroir réflecteur placé en face de la lentille et décrivant avec elle un angle de 45° ; 2° d'une seconde lentille fermant l'ouverture correspondant du tube d. On comprend maintenant que la partie cylindrique de l'instrument une fois adaptée à la lampe*[1], *la lumière de celle-ci est fortement réfractée par la première lentille avant d'être reçue par le miroir réflecteur, lequel à son tour la réfléchit à angle droit sur la deuxième lentille, qu'elle traverse en se condensant, et forme en sortant, un faisceau lumineux très intense, lequel, dirigé sur le conduit auditif pendant que celui-ci est dilaté par le petit speculum bivalve, éclaire si bien toutes les parties de ce tube, qu'il devient facile de distinguer toutes les transformations morbides qu'il peut avoir subies et d'y pratiquer les opérations qu'elles peuvent réclamer.*

Mon speculum n'a pas cet inconvénient ; ses valves sont faites de manière à ce qu'elles ne puissent dépasser que bien rarement la portion extensible du conduit, puis mon spéculum une fois placé, tenant seul à l'oreille, n'exige pas comme celui d'Itard, le secours d'une main pour le maintenir en place, et par conséquent met le patient à l'abri de pressions toujours douloureuses qui ont lieu à chaque mouvement de la tête du patient, parce qu'ils ne sauraient jamais être suivis par la main qui tient les branches du spéculum.

---

[1] La lampe est maintenue sur un support muni d'une vis qui permet de l'élever ou de l'abaisser à volonté et de placer ainsi la lumière au niveau de l'oreille qu'on veut examiner.

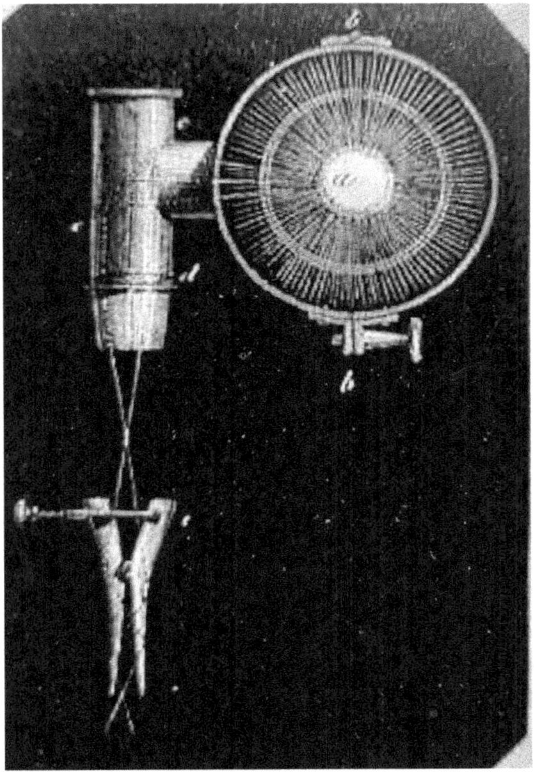

Bonnafond J.P., *Traité pratique des maladies de l'oreille*,
Paris, 1860, p. 45.

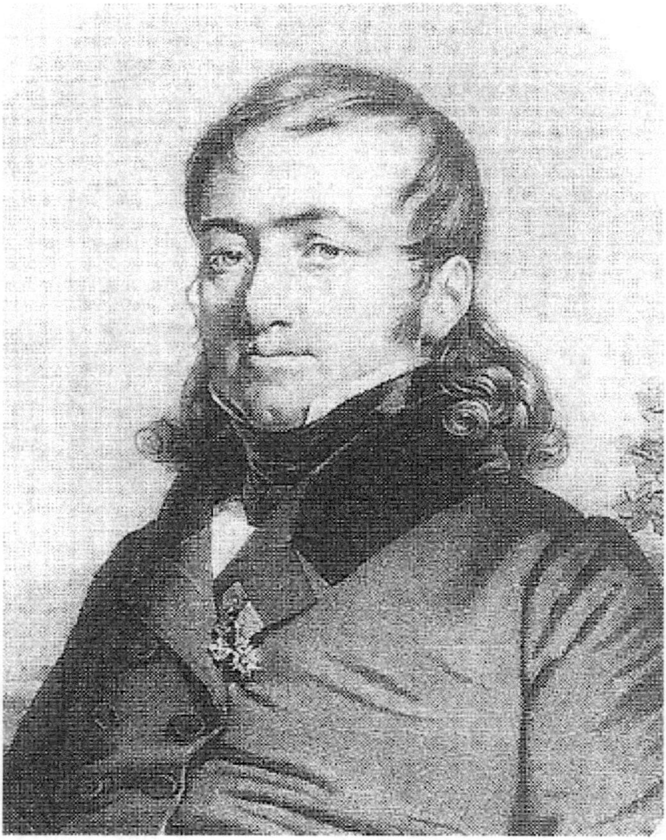

Jean-Pierre Bonnafont (1805-1891),
membre de l'Académie de médecine. Gravure ancienne, XIXe siècle
(Wikipedia, domaine public).

Antonin Jean Desormeaux
(1815-1894)

Antonin Désormeaux (1815-1894) est issu d'une très longue lignée médicale : ses deux grands-pères étaient médecins. Il est né à Paris, dans le quartier de Saint-Germain-des-Prés. Il est le fils de Marie-Alexandre Desormeaux qui succéda à Baudelocque comme médecin accoucheur. Il perd sa mère à l'âge de huit ans et son père quand il en a quinze. Il fait ses études au collège Sainte-Barbe, devenu Jacques Decours. Dès 1833 il est externe chez Gabriel Andral, Alfred Velpeau, Auguste-François Chomel, Pierre Rayer et Philippe Ricord. Il continue les cours d'accouchement de son père. Il est nommé interne des hôpitaux de Paris en 1839, dans la même promotion que Claude Bernard et Alfred Richet. Il soutient sa thèse de doctorat en 1844 : *Recherche sur la théorie élémentaire de la production de tissus accidentels*. Il se marie en 1849. Il soutient sa thèse d'agrégation en 1853 : *Du traitement des kystes de l'ovaire*. Il est attaché au Bureau central des hôpitaux, à l'hôpital de la Maternité, à l'hôpital de Lourcine dont il sera chef de service, à Cochin et enfin à Necker où il donne des conférences notamment sur l'endoscope dès la publication de son ouvrage édité en 1865.

Il meurt âgé de 78 ans le 10 octobre 1894 à son domicile rue de Verneuil. Sa tombe est au cimetière du Père-Lachaise (19e division). Il était officier de la Légion d'honneur à titre militaire.

« Il appartenait à Désormeaux de réaliser le premier instrument valable, étape décisive dans l'histoire de l'endoscopie. Il mettait d'abord au point un urétroscope, puis un appareil plus compliqué qui devint l'endoscope. En 1852, il déposait sur le bureau de notre Académie un pli cacheté où il résumait le résultat des travaux qu'il poursuivait sans relâche. En 1855, il posait sa candidature au prix du Marquis d'Argenteuil, prix de 12 000 francs décerné tous les six ans. Le prix fut partagé et Désormeaux fut classé le troisième. La même année, il présentait à l'Académie des Sciences un manuscrit intitulé : « De l'endoscope, instrument propre à éclairer certaines cavités intérieures de l'anatomie ». Quand, en 1862, il fut placé à l'Hôpital Necker, il put continuer ses recherches et pratiquer de très nombreux examens. Il avait écrit : « L'endoscope, jusque-là à l'état d'essai, devenu enfin un instrument pratique de diagnostic et de traitement, fut l'année suivante le sujet de plusieurs articles dans les journaux de médecine. »[2]

Désormeaux écrit dans la préface de son ouvrage publié chez Baillière en 1865, *De l'endoscope et de ses applications au diagnostic et au traitement des affections de l'urèthre et de la vessie : Un des progrès les plus caractéristiques de l'art médical à notre époque consiste dans la recherche de tous les procédés d'exploration directe des organes, dans l'étude attentive des affections locales à l'aide de ces procédés, et dans les emprunts faits aux sciences physiques, auxquelles on ne demande plus de vaines théories, mais l'application de leurs procédés exacts et les moyens de se procurer des instruments qui étendent et perfectionnent l'action de nos organes. La percussion, érigée en méthode par Avenbrugger, popularisée par Corvisart, semble marquer l'entrée de la*

---

[2] Hillemand, P, · Gilbrin, E, Antonin-Jean Désormeaux (1815-1894), le créateur de l'endoscope, *Bulletin de l'Académie Nationale de Médecine.* 1976 ; **160** ; 95-100.

médecine dans cette voie. On sait quelle extension cette méthode a prise aujourd'hui ; mais elle en était encore à son début, lorsque l'auscultation fut découverte et vint, à peine inventée, faire une révolution dans l'art de guérir. Laënnec, qui serait un des maîtres de la science, sans tenir compte de l'invention qui a immortalisé son nom, eut cette gloire, unique peut-être, de créer à lui-seul toute une branche de l'art que de nombreux et savants médecins, à force de travaux, n'ont pu qu'étendre et perfectionner après lui.

Dans le même temps Récamier, reprenant le spéculum oublié dans l'arsenal de la chirurgie, en fit son invention plutôt par les applications qu'il sut lui découvrir qu'en lui donnant une forme plus simple et plus commode. Les collaborateurs ne lui manquèrent pas pour compléter son œuvre : au premier rang, je puis nommer mon père, le professeur Desormeaux qui trouvait dans cet instrument un moyen d'étendre encore la connaissance profonde qu'il avait de cette partie de la médecine. Plus tard, M. Ricord, appliquant le spéculum à l'objet spécial de ses études, s'en servit pour établir un point de doctrine fondamental : dans un mémoire lu à l'Académie de médecine, il montra la possibilité de découvrir, jusque sur le col utérin, l'ulcération caractéristique de la syphilis, qu'il sépara définitivement de la blennorrhagie. À la même époque, M. Mêlier, modifiant l'instrument pour l'adapter aux diverses indications qu'il peut remplir, s'en servit pour enrichir la thérapeutique de nouveaux moyens de traitement dans les affections diverses de l'utérus.

C'était beaucoup, sans doute, que d'ouvrir dans les organes intérieurs un libre accès à la lumière ; mais ce n'était pas assez : il y a des parties qui, par leur disposition ne se prêtent pas à un mode d'exploration aussi simple ; on ne peut les découvrir à la vue qu'en forçant, pour ainsi dire, la lumière à y pénétrer aux moyens d'instrument empruntés à la physique. Pour l'œil, on inventa les ophtalmoscopes, les laryngoscopes pour la partie supérieure des voies aériennes, et, pour toutes les cavités dont l'ouverture trop étroite n'admet pas le spéculum, je proposai l'endoscope. Le premier résultat que j'en tirai fut de séparer la blennorragie des autres écoulements uréthraux, et si M. Ricord veut bien jeter les yeux sur ces leçons, il reconnaîtra, j'espère, que l'endoscope a donné ce qu'il demandait, dans ses lettres, à l'urétroscope de son ancien élève.

Lorsqu'en 1862 je devins chirurgien de l'hôpital Necker, j'y trouvais de nombreuses occasions de continuer mes recherches, et l'endoscope, jusqu'alors à l'état d'essai, devenu enfin un instrument pratique de diagnostic et de traitement, fut, l'année suivante, le sujet de plusieurs articles dans les journaux de médecine[3].

Je dois une mention spéciale à la thèse soutenue cette année par mon ami et ancien élève le docteur Portella (de Fernambouc) sur l'uréthrotomie endoscopiques. C'est la première publication qui ait fait connaître le nouveau procédé pour l'incision des rétrécissements.

L'éclairage était assuré par une lampe à mèche alimentée par un mélange d'alcool éthylique et de térébenthine qui donnait une flamme particulièrement vive. La flamme était protégée des courants d'air. Le tube était rectiligne pour explorer l'urètre et coudé muni d'une fenêtre oblique pour explorer la vessie, dont le champ visuel était étroit et que la moindre trace de sang ou de pus obscurcissait irrémédiablement. Il cautérisait certains secteurs de la muqueuse uréthrale, pratiquait des uréthrotomies internes et l'ablation des papillomes. Le rectoscope lui permettait d'accéder à des zones profondes et de visualiser des ulcérations ou des sténoses. Il est donc l'auteur des premières rectoscopies.

---

[3] *Gazette des hôpitaux, Journal des connaissances médicales pratiques, journal de médecine et de chirurgie pratiques, Journal of practical medecine and chirurgie (mars 1863), Deutsche Klinik (8 Aug. 1863).*

Il sera amélioré par Francis Richard Cruise (1834-1912) de Dublin. Max Nitze (1848-1906) fabriqua le premier cystoscope en 1879 et Howard Kelly (1858-1943) le premier rectoscope en 1903 et préconisa la position genu pectorale.

Comme un des patrons de Desormeaux lui faisait remarquer : *On voit très bien avec votre instrument. Mais à quoi cela sert-il de voir ?* Il préféra ne pas répondre...

Adolf Kussmaul (1822-1902), en 1868, de Fribourg-en-Brisgau, envoya un de ses collaborateurs auprès de Desormeaux, dès qu'il apprit ses travaux. Il fit aussitôt construire un appareil de conception analogue mais beaucoup plus long puisqu'il atteignait 47 centimètres. Ce nouvel endoscope pouvait, selon Kussmaul, permettre d'explorer l'œsophage et l'estomac. Avec beaucoup de prudence, faut-il le souligner, le maître de Fribourg-en-Brisgau allait choisir un avaleur de sabres comme sujet d'expérience... L'épreuve fut subie avec succès par un patient rompu à ce genre d'exercices. Mais l'insuffisance de l'éclairage peu fiable le fit renoncer à l'utiliser.

C'est en 1879 que Thomas Edison (1847-1931) invente la lampe à incandescence. De nombreuses années s'écouleront avant sa miniaturisation et Max Nitze (1848-1906) l'adaptera à l'extrémité distale de son cystoscope, ce qui occasionnait des brûlures difficilement guérissables. Ce ne sera qu'en 1905 avec l'apparition des ampoules à filaments métalliques que cet inconvénient disparaîtra.

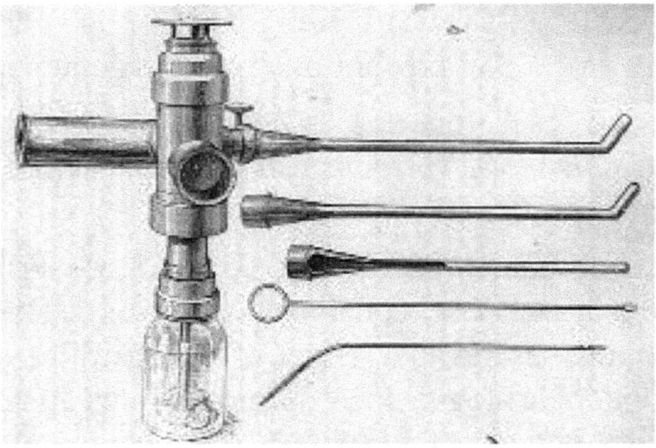

Endoscope de Desormeaux

(source : http://urofrance.org/science-et-recherche/base-bibliographique/article/html/antonin-jean-desormeaux.html)

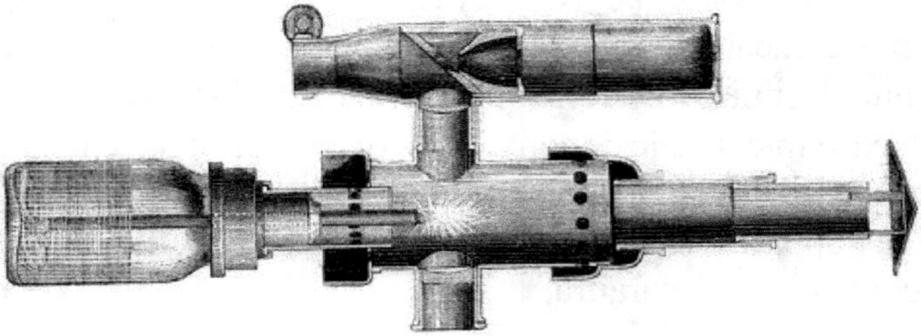

Coupe de l'endoscope

(cc Wellcome Collection)

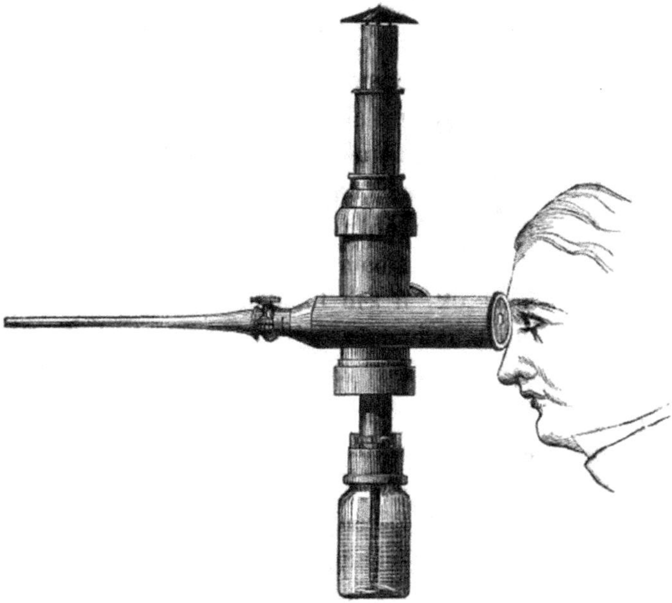

L'endoscope de Desormeaux

Position de l'endoscope durant l'application, illustration de Pierre Lackerbauer dans *De l'endoscope et de ses applications au diagnostic et au traitement des affections de l'urèthre et de la vessie : leçons faites à l'hôpital Necker*, Paris, Baillière, 1865. (cc Courtesy of the Wellcome Library, London)

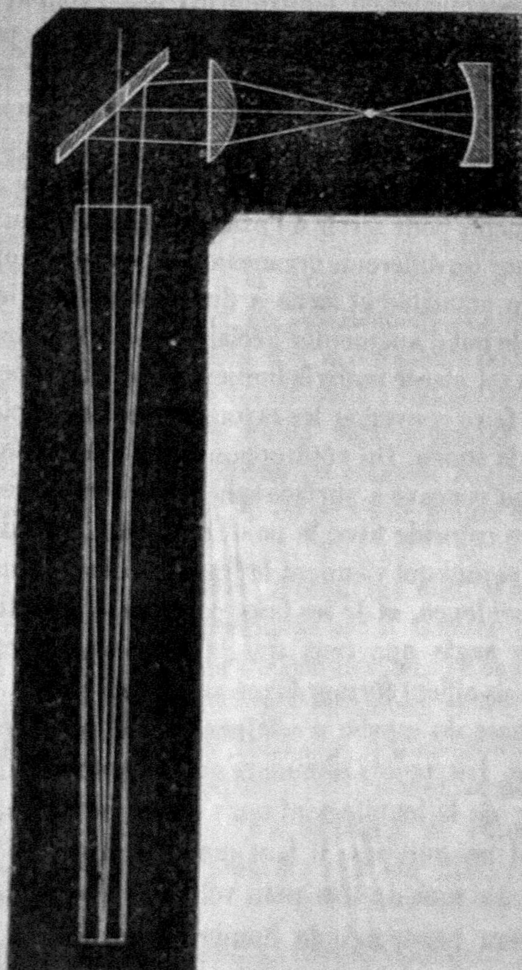

Fig. 1. — Théorie de l'endoscope.

Desormeaux Antonin, *De l'endoscope et de ses applications*...
Paris, 1865.

De l'endoscope comprend cinq leçons :

LA PREMIÈRE LEÇON concerne l'urèthre sain et l'uréthrite.

Elle souligne l'infériorité relative de la pathologie des voies urinaires comparées à celle des autres organes. Mais cette infériorité est due au fait que les voies urinaires étaient jusqu'ici inaccessibles à la vue. Les premiers essais sont dus à Ségalas, à Évry et à Hacken de Riga. La première réalisation de l'endoscope lui vaut le prix d'Argenteuil. L'uréthroscopie, la rectoscopie sont les premiers organes explorés. Uréthrite aigüe et blennorragie sont confondues à tort. Il ne faut pas confondre l'aspect de la muqueuse dans la blennorragie, les ulcérations de l'urèthre, l'inflammation non blennorragique, l'herpès de l'urèthre et l'uréthrite catarrhale.

Il est évident que la vision endoscopique est indispensable pour faire un bilan précis de l'état des voies urinaires. Il faut la pratiquer dans une pièce obscure. Le malade sera couché les fesses sur le bord du lit, les pieds posés sur des chaises à moins qu'un meuble adapté permettent une meilleure disposition. Des tiges en argent fileté, fabriquées par Charrière, permettront de fixer un tampon de coton à leur extrémité. Il ne faut pas forcer et dès qu'on atteint la vessie, on arrête la progression. On fixe l'endoscope.

La muqueuse à l'état sain est lisse et luisante. On ne voit ni l'orifice des glandes de Morgagni, ni les orifices des canaux éjaculateurs, ni le *verumontanum*. La coloration de la muqueuse est analogue à celle de la peau du visage et devient plus foncée jusqu'au méat. Au retrait de l'endoscope, la paroi uréthrale est froncée, en cul de poule.

Mais passons à la pathologie : on mettra en évidence les uréthrites granuleuses, les blennorrhées, les granulations, les ulcérations herpétiques, les ulcérations fongueuses, les rétrécissements.

Confondre l'uréthrite et la chaude pisse est une grossière erreur. La première affection inflammatoire de l'urèthre causée par de nombreux facteurs.

La blennorragie est produite par une cause spécifique et qui se complique souvent d'autres manifestations pathologiques. La blennorragie se rencontre fréquemment et se manifeste au début par un syndrome inflammatoire. La question se pose alors : contusion ? oreillons ? orchite tuberculeuse ou une gonorrhée qui va s'accompagner d'une poussée rhumatismale et, au final, d'un rétrécissement de l'urèthre précédé d'un écoulement purulent ? La muqueuse est érythémateuse avec des ulcères au niveau du gland. La prostate et le col de la vessie sont fréquemment atteints.

Les inflammations uréthrales sont consécutives à l'introduction de corps étrangers chirurgicaux ou à des injections irritantes. Soit l'épithélium est intact ou il se détache et montre un intense érythème : l'ablation du corps étranger entraîne une cicatrisation rapide.

L'herpès est responsable d'uréthrites.

L'uréthrite catarrhale est rare.

LA DEUXIÈME LEÇON est consacrée aux blennorrhées et aux uréthrites granuleuses.

L'endoscope apporte de nombreuses informations : Desormeaux a interrompu son étude à la phase initiale de la gonorrhée quand elle s'atténue au point de ne procurer au sujet qu'une sensation intermittente de gêne à la miction. L'écoulement suit la même évolution. Néanmoins, l'émission de l'urine est difficile. C'est le premier pas vers la sténose. La bougie à boule confirme ce diagnostic.

En revanche, l'herpès n'évolue pas de la même façon.

La gonorrhée apporte des signes endoscopiques plus flagrants : la muqueuse prend l'aspect d'une mûre, granuleuse, érythémateuse, les plus minuscules apparaissant les dernières, sur la portion du bulbe et de la portion membraneuse du canal. La prostate, érythémateuse, est ulcérée.

L'ulcération herpétique est différente et on peut la diagnostiquer car elle ressemble aux lésions cutanées.

La distinction que nous venons d'établir entre les diverses espèces d'écoulement qu'on confond généralement, et que l'usage de l'endoscope nous a permis de rapporter à des lésions de nature bien diverse, nous permettra de comprendre les singularités que l'on remarque dans la marche de la blennorhée, telle qu'on la comprend habituellement. La dysurie en revanche devient de plus en plus importante jusqu'au moment où le rétrécissement est complet.

Alors que certains rétrécissements disparaissent après des applications de nitrate d'argent, d'autres s'ulcèrent et finissent par cicatriser en laissant une sténose.

Quand la gonorrhée a évolué, l'endoscope montre des granulations qui remplacent le tissu normal par un tissu cicatriciel ou même nodulaire qui remplace les tissus normaux.

LA TROISIÈME LEÇON énumère les complications de la blennorrhée, les cystites, l'arthrite, la conjonctivite, l'orchite, qui peut simuler l'orchite tuberculeuse. La blennorragie est toujours due à la contagion et sa lésion spécifique endoscopique est la granulation. Il y a identité dans l'urèthre, dans la conjonctivite et dans les lésions du col de l'utérus. La contagion est prégnante et les lésions utérines sont souvent confondues avec d'autres pathologies. Les injections irritantes sont préférées à la cautérisation directe par endoscopie.

Les sténoses de l'urèthre présentent trois périodes : transitoire, rétrécissement sans granulation et incision quand la dilatation est impuissante.

L'endoscope s'il met en évidence une inflammation vésicale ne doit pas exclure son origine blennorragique et ne pas se contenter d'un diagnostic de catarrhe. L'herpès peut provoquer la même inflammation. Les rhumatismes blennorragiques ou les conjonctivites mettent en évidence des lésions analogues. Les ulcères de la cornée sont fréquents.

L'orchite et l'épididymite traduisent une atteinte de la portion bulbeuse ou de la portion membraneuse de la prostate. *Il n'y a donc que l'endoscope qui puisse éclairer la question ; car il ne reste plus de doutes lorsqu'avec les signes de présomption dont nous venons de parler, on a pu voir l'érosion granuleuse dans le canal. Dans ce cas, le diagnostic posé, le traitement est facile à conclure ; il faut combattre l'inflammation testiculaire, et traiter surtout l'affection du canal par les moyens appropriés.*

Les étiologies nous paraissent fantaisistes : la contagion, les relations avec une personne infectée, l'irritation : traumatique : cathétérisme, injections irritantes ; l'onanisme, le pus d'un chancre, certains aliments irritants, le thé, la bière, les cantharides, l'évolution dentaire, les vers, le vice dartreux, certains tempéraments, les saisons et les variations de température !

Je vous ai montré comment je suis arrivé à reconnaître dans les granulations uréthrales la lésion anatomique caractéristique de la blennorragie qui devient synonyme d'uréthrite granuleuse.

La contagion de la gonorrhée est bien réelle[4].

L'endoscope permet de traiter la lésion et d'y appliquer le remède, en l'occurrence une solution de nitrate d'argent de préférence au caustique solide qui cautérisait trop profondément et conseillait de s'abstenir de toutes relations sexuelles. L'arrêt du traitement est déterminé par l'aspect de la zone cautérisée qui pâlit et n'y forme plus un aspect blanc mat.

---

[4] Albert Neisser (1855-1916) isole le gonococcus en 1879.

Quant à l'herpès, le traitement local est secondaire, le traitement général passant au premier rang : bains alcalins et arsenicaux, dépuratifs, eaux minérales alcalines, liqueur de Fowler, etc. Les cautérisations au nitrate d'argent échouent. En revanche, on peut employer l'huile de cade et les injections de liquide astringent ou d'un mélange d'huile d'amande douce avec un dixième à un cinquième d'huile de cade. On peut employer des injections légèrement alcalines ou d'eau sulfureuse. L'endoscope permet de la distinguer de la gonorrhée par l'absence de toute lésion dans l'urèthre.

Il arrive que, sans passer par le stade d'uréthrite granuleuse, la gonorrhée produise des sténoses. Soit les tissus sont enflammés au point de produire des nodosités très douloureuses, l'altération des tissus étant définitive, soit l'urèthre devenu inextensible, vulgairement parlant le peuple désigne ce phénomène comme la corde, que le malade rompt ce qui produit une déchirure de l'urèthre. L'endoscope montre à ce stade une absence d'atteinte du bulbe mais une lésion de la partie spongieuse de l'urèthre. Cela aboutit à un rétrécissement inflammatoire chronique. Si l'endoscope montre l'ulcération typique, on peut espérer guérir le malade. Sinon, le rétrécissement récidive après dilatation quand la lésion est ancienne. Les modifications de la muqueuse et de la sous-muqueuse expliquent avec l'apparition de fibres élastiques nombreuses, que ce tissu cicatriciel résiste à la distension. Il ne reste plus que l'incision.

LA QUATRIÈME LEÇON concerne les rétrécissements inodulaires et les fistules uréthrales.

D'abord, il faut définir ce que Jacques Delpech (1777-1832) entendait par « inodulaire » : si l'on en croit le Nysten, *c'est le tissu fibreux accidentel qui se développe dans les plaies en suppuration et qui forme le tissu des cicatrices.* On explore la sténose notamment avec des bougies à boule qui permettent de déterminer le siège et l'étendue des rétrécissements. La bougie ou le stylet courbes permettent de juger de quel côté siège l'orifice du rétrécissement selon la direction de l'instrument qu'il faut engager. En résumé, ces instruments permettent d'évaluer : l'existence et le siège de la sténose ; leur nombre ; leur longueur ; leur calibre ; leur élasticité ; leur rétractilité ; leur consistance.

L'endoscope précise la coloration et l'aspect de la surface antérieure des sténoses, la position exacte de leur entrée ce qui permet de préciser si le rétrécissement est inodulaire et de préciser la thérapeutique adéquate. On décrit trois formes endoscopiques de sténoses : infundibulum au fond duquel on voit la zone la plus étroite de la sténose ; une seconde se traduit par plusieurs mamelons constitués de tissus indurés convergeant vers un pertuis ; une dernière forme est représentée par un diaphragme dont la surface, inégale, parcourue de sillons et d'enfoncement de diverses formes dont l'œil ne peut déterminer l'orifice de la sténose.

Desormeaux précise : *Vous voyez, Messieurs, quelle facilité et quelle précision l'usage de l'endoscope apporte dans le diagnostic des rétrécissements inodulaires. Sans cet instrument, on a pour les admettre, hors des cas d'origine traumatique, que des raisons tirées de la durée de la maladie ou de la difficulté de la dilatation et de la rapidité avec laquelle le rétrécissement revient sur lui-même... Avec l'endoscope, on y arrive de suite ; toutes les fois qu'on trouve au bout de l'instrument, au lieu de la muqueuse saine, enflammée ou ulcérée, une surface blanche, mamelonnée, anfractueuse, ou d'aspect fibroïde, on est certain que là se trouve un rétrécissement inodulaire, et l'indication se trouve immédiatement posée.* Que faire en cas d'échec ? La ponction de la vessie reste le dernier recours et elle n'est pas sans dangers.

L'uréthrotomie : l'endoscope montre une muqueuse au point sténosé, blanche, nacrée. Au centre de cette surface, on voit un point rouge qui est l'orifice du rétrécissement. On pratique l'uréthrotomie à l'aide de l'endoscope. Pas d'hémorragie. Une sonde en gomme élastique de calibre moyen est introduite et fixée dans le canal. Le malade est sortant avec une sonde n° 41 qui pénètre facilement dans la vessie. L'uréthrotomie interne procure une guérison. Avec quels instruments se pratique l'uréthrotomie endoscopique : les urétrotomes utilisés sont de simples bistouris boutonnés qu'on introduit sur toute la longueur de leur tranchant, on les retire en appuyant pour compléter la division du tissu inodulaire. Une seule incision suffit. Parfois, la fièvre intermittente apparait. On laisse une sonde à demeure bien que certains chirurgiens désapprouvent cette précaution. On la retire après quatre ou cinq jours. *Mais ce qui rend l'uréthrotomie endoscopique préférable aux autres méthodes, c'est qu'elle abrège beaucoup le traitement dans bien de cas, puisqu'elle ne demande aucun soin préliminaire pour pénétrer à travers l'obstacle et qu'elle donne le moyen de le franchir, tandis que les méthodes qui agissent d'avant en arrière exigent qu'on ait fait d'abord pénétrer un conducteur ; en même temps cette méthode est la seule qui permette de reconnaître exactement la disposition du rétrécissement, et de diriger en conséquence l'incision dans le sens le plus favorable. Nous avons déjà vu que l'endoscope permet dans la plupart des cas, de juger de suite si l'uréthrotomie est nécessaire, et d'en saisir l'indication avec certitude.*

Enfin, le plus grand avantage de cette méthode, c'est de donner le moyen de lever un obstacle rebelle à tous les autres procédés. Je suis persuadé, et vous aussi, je pense, que bien souvent l'endoscope, permettra de traverser des rétrécissements et de pratiquer immédiatement l'uréthrotomie interne dans des cas où, non seulement les autres moyens auraient entraîné bien des longueurs mais où ils auraient échoué complètement. L'endoscope pourra de la sorte, sinon supprimer complètement, du moins rendre extrêmement rares la ponction de la vessie et l'uréthrotomie externe sans conducteur.

Les fistules uréthrales. Le procédé opératoire de Desormeaux consiste à cautériser l'orifice uréthral des fistules par du nitrate d'argent à l'aide de l'endoscope. On explore la fistule d'arrière en avant jusqu'à la découverte de l'orifice de la fistule. On le cathétérise par un stylet jusqu'à ce qu'on le voie au bout de l'endoscope. On applique le nitrate d'argent après l'avoir imbibé de sel marin qui le rend inoffensif. On peut recommencer jusqu'à la guérison.

CINQUIÈME LEÇON. PROSTATE, VESSIE, CALCULS.

L'endoscope rend accessibles la prostate et ses ulcérations. Nous avons vu que le rétrécissement inflammatoire chronique guérit naturellement avec les granulations qui le perpétuait sauf si l'induration s'est installée. Mais l'engorgement de la prostate connait bien d'autres origines : diathèse arthritique et herpétique, la tuberculose, les influences hygiéniques. L'endoscope permet de détecter les engorgements consécutifs aux granulations, à la tuberculose associée aux ulcérations, l'endoscope pouvant alors découvrir des ulcères profonds et anfractueux.

Nous allons maintenant, messieurs, nous occuper de l'exploration endoscopique de la vessie, et, comme nous l'avons fait pour l'urèthre, nous commencerons par étudier l'état sain.

Au moment de l'exploration, la vessie doit être pleine. La sonde retiendra le liquide et laissera passer les rayons lumineux. Elle ressemble à la sonde prostatique de Mercier dont l'introduction est aisée surtout en cas de gonflement prostatique. À l'angle de réunion des deux branches, la sonde présente dans l'axe de la plus longue des branches, d'une ouverture oblique obturée par une lame de verre solidement sertie. Ce hublot retient le liquide et laisse passer la lumière. L'extrémité de la petite branche se dévisse. La plupart du temps, il faudra laver la vessie pleine de sang ou de résidus purulents. On procède en installant une sonde ordinaire puis en utilisant l'endoscope. Mais la face antérieure échappe à l'examen, la moitié de l'organe est exploré : prostate, trigone, bas-fond jusqu'au sommet. À l'état sain, la muqueuse vésicale a la même coloration que l'urèthre en plus pâle : blanc jaunâtre rosé. La saillie transversale qui borne le trigone en arrière s'étend entre les orifices des uretères que du reste, on ne voit pas.

Le pathologique est plus contrasté. La pâleur de la muqueuse se voit chez les chlorotiques. Sa congestion se traduit par un érythème. L'hématurie sans étiologie précise montre souvent des varices du col. On peut voir des plaques violacées dans l'hématurie du scorbut. Certains symptômes sont plus inquiétants, et se voient dans la goutte ou les rhumatismes. Alors que la cystite aigüe n'aurait aucun bénéfice à tirer de l'endoscope, celui-ci apporte un diagnostic quand on découvre des calculs dans la vessie. Il y a une hyperhémie qui précède la perte de la muqueuse dont la surface est devenue tomenteuse et inégale.

Depuis que je me sers de l'endoscope, je n'ai pas eu l'occasion de l'appliquer à des tumeurs proprement dites de la vessie ; mais, dernièrement, nous avions dans nos salles deux cas de dégénérescence cancéreuse de cet organe et de la prostate. Les deux malades éprouvaient de la dysurie et étaient entrés à l'hôpital parce qu'ils avaient été pris de rétention complète, leur urine étant très trouble, et ils avaient des hématuries considérables, l'un d'eux surtout... En examinant à l'endoscope, il fut impossible de reconnaître le bord de la prostate et l'orifice de l'urèthre, on ne trouvait qu'une seule surface se continuant de la prostate au bas fond de la vessie et remontant très haut dans l'organe ; cette surface, d'un blanc jaunâtre, avec des vaisseaux assez développés, formée de mamelons larges et peu saillants, et présentant par place des ecchymoses d'un rouge foncé, avait tout à fait l'aspect d'une masse encéphaloïde. Elle semblait former une saillie large mal limitée, de sorte que, quoique la sonde ne fut pas bien libre dans la vessie, elle ne pouvait circonscrire exactement la tumeur.

Sur l'autre malade, le cathétérisme ne faisait rien découvrir dans la vessie, que quelques inégalités qui furent prises d'abord pour des colonnes charnues ; mais au col on trouvait, à l'aide de l'endoscope une saillie assez forte du lobe moyen de la prostate ; vous avez pu voir toute la surface observable de la vessie parsemée de végétations molles, jaunes rougeâtres, formant de petits mamelons, et présentant la coloration et l'aspect de végétations encéphaloïdes (la fig. 5, pl. II représente une petite portion du bas-fond). La prostate (fig. 4) fait dans la vessie une saillie peu considérable, il est vrai, mais présentant le même aspect que la paroi vésicale. Le dépôt recueilli dans l'urine de ces malades et examiné au microscope, contenait, outre des globules de pus, de grosses cellules à noyaux, qui offraient le caractère de cellules cancéreuses... mais, sans l'endoscope, le diagnostic n'aurait pas eu le même degré de certitude, et je dois vous rappeler que ce diagnostic avait été porté dans les deux cas, d'après les résultats de l'examen endoscopique, avant que les symptômes fissent soupçonner la nature du mal, et lorsque la teinte de la peau ne trahissait pas encore le développement de la cachexie.

Jarjavay demanda à Desormeaux l'aide de son endoscope pour déterminer si une lithiase vésicale était enchatonnée dans la paroi de la vessie : il évita ainsi de perforer la paroi vésicale.

L'endoscope apporte au diagnostic une fiabilité inégalée.

Si nous résumons cette leçon, nous trouverons que, dans les affections de la vessie, l'endoscope donne beaucoup plus de certitude au diagnostic que les autres moyens : il permet de voir l'état de l'organe, de reconnaître la nature des tumeurs, la disposition, le nombre, les complications des pierres, beaucoup mieux que le simple cathétérisme, mieux et avec moins de dangers que le litholabe. Nous pourrons donc conclure, que s'il ne peut, dans les affections vésicales, comme dans les affections de l'urèthre, servir directement aux opérations, il n'en est pas moins utile encore au traitement, en fournissant des indications précieuses pour déterminer le choix de la méthode opératoire et pour diriger les instruments dans l'opération à pratiquer.

Just Lucas-Championnière (1843-1913) publie dans la *Revue médicale française et étrangère* en 1863 une description de l'endoscope de Désormeaux dont il souligne l'utilité pour explorer des cavités du corps humain et notamment l'urètre et la vessie. Il rappelle que Desormeaux a présenté son appareil à l'Académie de médecine dès 1853. L'appareil est tombé dans l'oubli et ne sera guère utilisé que par son inventeur. Lucas-Championnière ajoute : *Le silence qui s'est fait sur cet appareil est aussi regrettable qu'immérité, car l'endoscope est, à n'en pas douter, appelé à rendre des services réels, et à cet égard notre conviction est telle que nous croyons indispensable de donner ici quelques détails sur cet appareil, envisagé, nous le répétons, au point de vue exclusif de l'exploration uréthro-vésicale.* L'auteur de l'article précise que Desormeaux a étendu l'exploration à l'aide de son appareil aux fosses nasales, au pharynx, au rectum.

Bensaude, en 1919, lui rend justice : *C'est à un Français, Desormeaux, chirurgien des hôpitaux de Paris, que revient le mérite d'avoir, pour la première fois (1853), utilisé dans l'examen du rectum un tube métallique droit de 14 centimètres de longueur, muni d'un éclairage spécial. Il se servait d'une lumière réfléchie à l'aide d'un miroir et utilisait comme source d'éclairage un mélange d'alcool et d'essence de térébenthine ; il n'avait renoncé à l'électricité qu'à cause de son prix élevé qui eût doublé le prix de l'appareil. Ce tube que son auteur destinait à examiner non seulement le rectum, mais encore l'urètre, la vessie et l'utérus, encourait le reproche de ne pas convenir exactement à chacun de ces organes. Desormeaux donna à son instrument le nom d'endoscope et montra qu'il permettait d'atteindre dans le rectum des lésions hors de la portée du doigt et du spéculum... Si Desormeaux avait adopté un tube de plus large calibre pour l'examen du rectum, la rectoscopie se fut imposée dès cette époque (1853). Il fallut attendre jusqu'en 1895 pour voir la rectoscopie entrer réellement dans la pratique.*

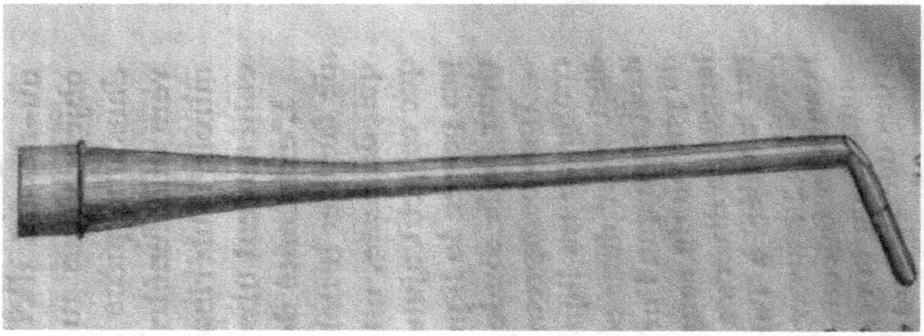

Endoscope de Desormeaux

Desormeaux Antonin, *De l'endoscope et de ses applications...* Paris, 1865, p. 157.

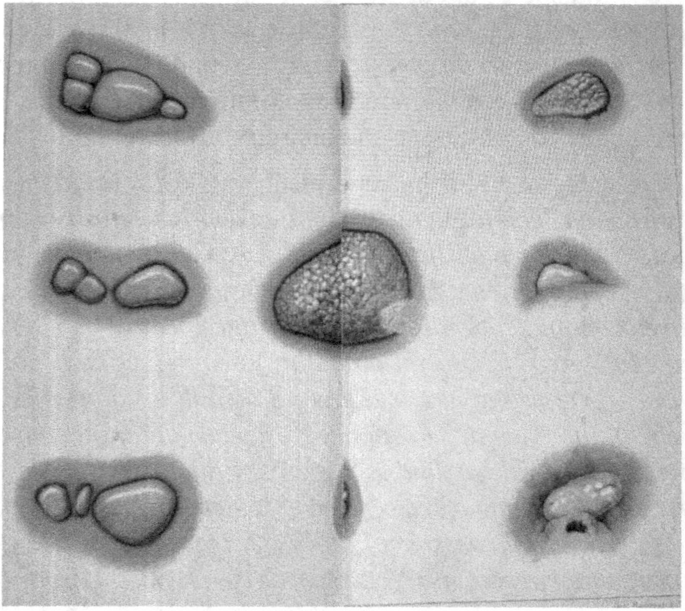

Calculs vésicaux (Desormeaux Antonin, *De l'endoscope et de ses applications...* Paris, 1865, p. 182, pl. 3)

Sir Francis Richard Cruise
(1834-1912)

Sir Francis Richard Cruise (1834-1912) est fils d'avocat. Il rencontre Henry Russel avec lequel il entame un périple qui les amène au Canada puis aux États-Unis. Francis Cruise interrompt son voyage et rentre en Europe. Il obtient une licence au Collège royal de médecine, puis un doctorat en médecine au Trinity College en 1861 portant sur le développement anormal des organes génitaux féminins. Il entame sa carrière au Mater Hospital de Dublin, hôpital qui vient d'ouvrir et qu'il ne quittera jamais. Il passe à la postérité pour avoir élaboré un endoscope qui lui permet de pratiquer avec succès les premières urétérostomies, ou encore de poser le diagnostic de la gonorrhée ou des tumeurs vésicales.

The endoscope as an aid in the diagnosis and treatment of diseases; republished with additions from the Dublin quarterly journal of medical science for May 1st, 1865, Dublin, London, Edimbourg.

Il a publié des articles sur les luxations et l'hypnotisme auquel il s'est intéressé dans les années 1880 quitte à y renoncer plus tard.

Il enseigne également à la Carmichael School of Medicine, puis devient président du College royal de médecine de 1884 à 1886. Il écrit une biographie du moine néerlandais Thomas a Kempis et s'attelle à la traduction de L'Imitation de Jésus-Christ.

Il épouse en 1859 Mary France Power, décédée en 1910 : ils eurent sept garçons et trois filles. Parmi eux, John Edward William Cruise devint médecin.

Cruise jouait du violoncelle et publia de nombreuses partitions d'airs classiques et populaires. Il fonda en 1874 un Music Club qui popularisa la musique de chambre à Dublin.

Il meurt le 26 février 1912.

Il est inhumé au cimetière de Glasnevin.

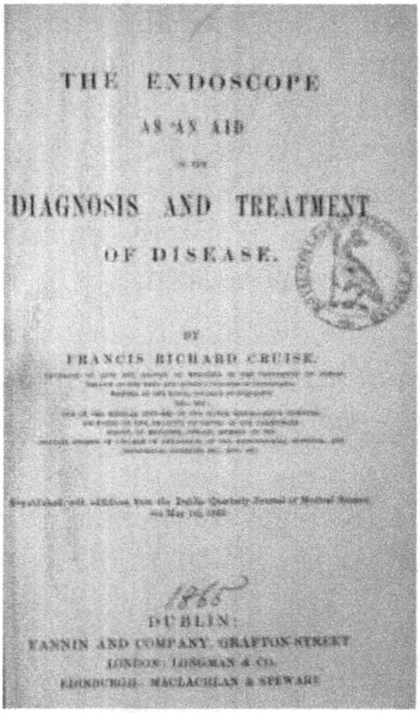

THE ENDOSCOPE

AS AN AID

DIAGNOSIS AND TREATMENT

OF DISEASE.

BY

FRANCIS RICHARD CRUISE.

1865

DUBLIN:

FANNIN AND COMPANY, GRAFTON-STREET

LONDON: LONGMAN & CO.

EDINBURGH: MACLACHLAN & STEWART

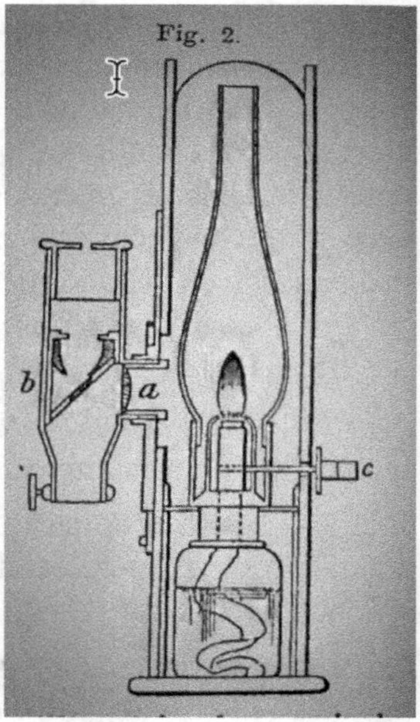

Éclairage

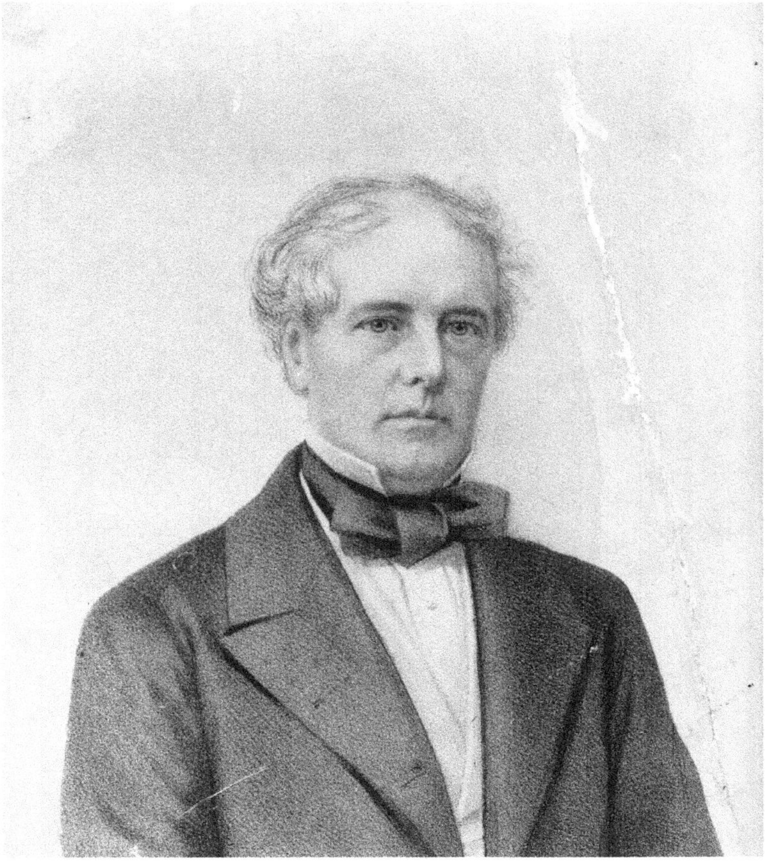

Sir Francis Cruise

(Irish Political Figures Photographic Collection,
National Library of Ireland on The Commons
https://www.flickr.com/photos/nlireland/49231687503/)

François Moutier
(1881-1961)

Il suffit de lire le *Traité de gastroscopie et de pathologie endoscopique de l'estomac* de François Moutier (1881-1961) pour réaliser les progrès gigantesques accomplis depuis à peine un siècle puisque l'ouvrage en question a été publié en 1935. À cette époque, le choix était simple : soit on utilisait le gastroscope flexible de Wolf-Schindler, soit le gastroscope rigide de Schindler.

Le premier appareil, le gastroscope flexible de Wolf-Schindler, souple (tout est relatif), comporte un système de lentilles à court foyer mais suffisamment rapprochées pour transmettre les images. Elles sont au nombre de 52 et furent améliorées grâce aux optiques fluorées de la société française OPL. L'éclairage était situé au bout de l'endoscope et la vision était latérale. La portion distale qui porte l'éclairage est rigide, ainsi que la partie supérieure. L'appareil mesure 74 centimètres de long et se termine par une petite éponge qui permet d'essuyer les mucosités et de tracer la voie à l'objectif. Le segment inférieur long de 8 centimètres contient une ampoule à filament métallique. Au-dessus, le segment souple mesure 27 centimètres de long. La partie rigide en mesure 34. Le diamètre du Wolf-Schindler est de 11 millimètres pour la partie rigide et de 12 millimètres pour le segment souple. L'insufflation se fait par une gaine de caoutchouc percée à sa partie inférieure pour laisser passer l'air dans l'estomac.

Le repère blanc permet de savoir, par rapport aux incisives, que le cardia a été franchi.

L'oculaire est muni d'un bouton d'orientation correspondant au prisme de l'objectif. Ce bouton d'orientation permet de savoir vers quelle paroi le regard se dirige. Le champ visuel est de 60°, l'angle du rayon visuel est de 90° pour le prisme. L'image est un peu plus petite que la normale, elle est droite non renversée, non déformée. L'oculaire porte une prise de courant pour l'éclairage et une prise d'air pour l'insufflation.

On pouvait reprocher au Wolf-Schindler sa fragilité. Dès lors que l'angulation n'excède pas un angle de 34°, les images demeurent rondes. La complexité du système optique fait qu'on perd beaucoup de luminosité. Ces appareils ne sont pas stérilisables et le nettoyage soigneux ne les met pas à l'abri d'une contamination.

Il existe un modèle mesurant 8 mm de diamètre dont le champ visuel est réduit à 55 degrés. La perte de luminosité est appréciable et les images réduites.

Bientôt la biopsie orientée sous le contrôle de la vue apporta son concours au diagnostic irremplaçable de l'histologie.

Le second appareil est le gastroscope rigide de Schindler. Il comprend trois tubes : un tube extérieur, un mandrin conducteur terminé par un embout en caoutchouc et un tube optique.

L'extrémité supérieure du tube conducteur porte un tube adducteur d'air sur lequel se fixe la soufflerie, et une encoche de trois centimètres pour introduire l'optique sans endommager l'ampoule et permettant de contrôler l'éclairage. Le repère du cardia est situé à 12,5 cm. de l'extrémité. Le mandrin introducteur a 75 cm. de long avec un guide souple de 8 cm.

Le tube optique, il a 72 cm. avec l'ampoule et une longueur utile de 68 cm.

On peut reprocher à cet appareil :

- le danger très grave de la courbure œsophagienne.
- le risque de déchirure sus cardiale.
- le diamètre de 11 mm est un peu excessif.

Ces défauts sont inhérents à tous les tubes rigides : Sternberg, Bensaude, Hübner ce qui va contre l'opinion de Henning qui conseille de commencer la gastroscopie par un appareil rigide et de ne prendre le flexible que devant l'impossibilité d'introduire le premier instrument.

Les endoscopistes que j'ai connus à mes débuts chez le Professeur André Cornet (1911-2007) à Laënnec, en 1965, utilisaient des endoscopes semi-rigides, dérivés d'un modèle conçu par Rudolph Schindler (1888-1968) décrit ainsi par Charles Debray (1907-1979) en 1937 : *La caractéristique essentielle de ce gastroscope est la flexibilité ou plutôt la demi-flexibilité de sa moitié inférieure qui autorise une angulation de 34° d'angle avec l'axe primitif sans que les images soient déformées et cessent d'être rondes. Mais cette souplesse relative impose la multiplication des lentilles et des prismes qui transmettent l'image, ce qui rend l'appareil coûteux et relativement fragile.*

On ne pouvait explorer ni la totalité de l'estomac ni passer dans le duodénum, encore moins effectuer des biopsies. L'examen donnait lieu à un rituel immuable et les praticiens qui l'effectuaient étaient rares. On commençait par anesthésier la gorge avec de la cocaïne. Le malade était allongé sur le côté gauche, la tête soutenue en extension, dans l'axe du rachis par un aide. L'opérateur, debout ou à genou sur un oreiller, introduisait prudemment le gastroscope qui progressait à l'aveugle dans l'œsophage. Moments délicats : le franchissement de la bouche œsophagienne et du cardia. Une fois dans l'estomac, on insufflait de l'air à l'aide d'une poire en caoutchouc. L'œil rivé à l'oculaire, l'opérateur observait à travers l'objectif la paroi gastrique éclairée par une ampoule électrique de bas voltage située à l'extrémité distale de l'endoscope. Un ballonnet gonflable permettait d'éloigner la paroi gastrique de l'objectif sur lequel elle avait tendance à se plaquer. En dehors du gastroscope opérateur créé par E.B. Benedict, aucun dispositif n'existait à l'époque permettant d'effectuer des biopsies : on effectuait donc des prélèvements par aspiration. Debray et Housset mirent au point en 1959 un endoscope comportant un canal dans lequel on introduisait la sonde placée dans le champ de l'objectif grâce à une biellette qui se relevait quand on la poussait et permettait de pratiquer des biopsies.

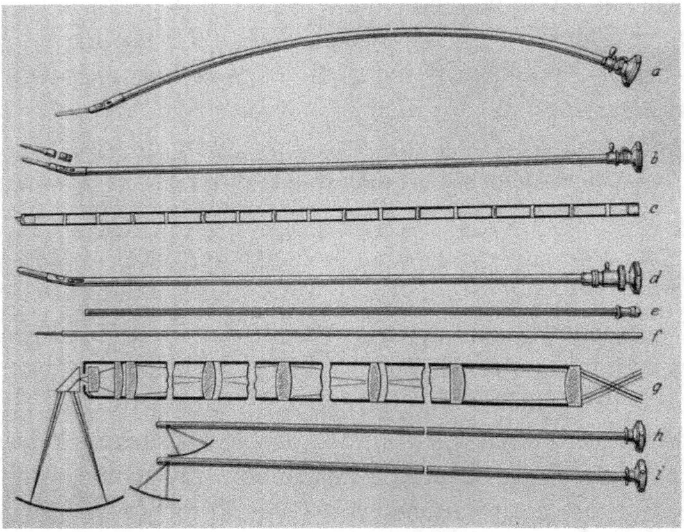

Lentilles de l'endoscope Wolf-Schindler

Gutzeit, Teitge, *Gastroskopie*…, Berlin, 1937.

Basil Hirschcowitz
(1925-2013)

On va faire un bond dans le temps : nous voilà en février 1957 quand Basil Hirschowitz (1925-2013) réalise le premier endoscope en fibre de verre qui rendra obsolète tout ce qui s'est fait auparavant. Le repositionnement des lentilles pour élargir le champ de vision, l'ajout d'un canal pour les biopsies, l'aspiration et l'insufflation, l'injection de liquides.

L'apparition du fibroscope permettait de se déplacer dans tous les plans de l'espace. L'œil de l'observateur recueillait l'image éclairée comme en plein jour au bout du faisceau qui transportait la lumière. En rétrovision, la calotte tubérositaire apparaissait comme la voûte de l'estomac et l'on pouvait explorer le duodénum parfois au-delà du *genu inferius*.

Mon premier contact avec le fibroscope eut lieu au « service porte » de Lariboisière, dans les années 1969. L'éclairage était assuré par une ampoule distale qui parfois tombait dans l'estomac... Le béquillage ne fonctionnait que dans un plan sagittal. L'appareil comportait 200 000 fibres de verre de 11 µm de diamètre. Elles transmettaient l'image jusqu'à l'oculaire pratiquement sans perte de luminosité. Par la suite, un faisceau de fibres de verre transmettra la lumière d'une puissante lampe externe.

La coloscope était en gestation. Les progrès furent foudroyants : mucosectomie, polypectomie de polype sessile, Les Japonais sont à la pointe : Fujifilm, Olympus et Hoya. Les indications : 45 ans ou plus ; antécédents familiaux de cancer du côlon ; rectorragies ; modification récente du transit ; test immunochimique fécal positif ; douleurs abdominales.

Désormais, la tête optique et les faisceaux conducteurs des images sont des composants optoélectroniques. Il ne s'agit plus de fibres optiques : le terme de « fibroscope » doit donc être abandonné.

Et que dire de l'écho endoscopie biliaire et bilio-pancréatique, l'endoscope est relié à un processeur optoélectronique et à une console échographique, des ponctions à l'aiguille permettent des prélèvements dans la paroi ou à travers elle.

Que dire également de la vidéocapsule longue de 2,7 centimètres et d'un diamètre de 1 centimètre qui transmet les vues, sans aucune liaison filaire, et prend des images du tractus digestif pour les transmettre à un système d'enregistrement. Elle permet d'explorer l'intestin grêle sur toute son étendue grâce à des dispositifs étanches, à des sources lumineuses. Une ou plusieurs têtes optiques axiales ou latérales complètent un système de transmission de l'image. Ces vidéocapsules progressent naturellement dans le tractus digestif et transmettent plusieurs images par seconde à un boitier que porte le malade accroché à sa ceinture, avant d'être expulsées dans les selles.

Bibliographie

Beaugerie Laurent, Sokol Harry, *Les fondamentaux de la pathologie digestive*, Paris, 2014

Bensaude R., *Rectoscopie, sigmoïdoscopie*, Paris, 1919.

Bonnafont, Jean-Pierre, *Traité pratique des maladies de l'oreille et de l'audition*, Paris, 1860.

Cornet André, Allocution prononcée par le Pr André Cornet, nouveau président de la SFHM, le 21-02-87, vol. 21

Desormeaux A.J., *De l'endoscope et de ses applications au diagnostic et au traitement des affections de l'urèthre et de la vessie,* Paris, 1865.

Hillemand, P. Gilbrin, E, Antonin-Jean Désormeaux (1815-1894), le créateur de l'endoscope, *Bulletin de l'Académie Nationale de Médecine.* 1976 ; 160 ; 95-100.

Hirschcowitz Basil, Demonstration of the new gastroscope, the "fiberscope", *Gastroenterology*, 1958, 35, 50-53.

Lucas-Championnière Just, De l'endoscope, *La revue médicale française et étrangère*, 1863, 1, 347-351.

Schindler Rudolf, Probleme und Technik der Gastroskopie, mit der Beschreibung eines neuen Gastroskops, *Archiv. Verdau. Kr.*, 1922, 30, 133-66.

Segal A., Willemot J., Endoscopie, *Acta oto-rhino-laryngologica belgica*, 1981, 35, suppl. III, 393-630.

TABLE

Structures éditoriales du groupe L'Harmattan

L'Harmattan Italie
Via degli Artisti, 15
10124 Torino
harmattan.italia@gmail.com

L'Harmattan Hongrie
Kossuth l. u. 14-16.
1053 Budapest
harmattan@harmattan.hu

L'Harmattan Sénégal
10 VDN SICAP AMITIE 3
BP 45034 Dakar-Fann
direction@senharmattan.com

L'Harmattan Cameroun
Tsinga/Derrière polyclinique FECAFOOT
BP 11486 Yaoundé
Jacques.koukam@harmattan.fr

L'Harmattan Burkina Faso
Villa 281, secteur 23 623, rue 14.32
Ouagadougou
zagbie@outlook.fr

L'Harmattan Guinée
Almamya, rue KA 028 OKB Agency
BP 3470 Conakry
harmattanguinee@yahoo.fr

L'Harmattan RDC
185, avenue Nyangwe
Commune de Lingwala – Kinshasa
matangilamusadila@yahoo.fr

L'Harmattan Congo
219, avenue Nelson Mandela
BP 2874 Brazzaville
deunovmikhael@gmail.com

L'Harmattan Mali
Immeuble Mgr Jean Marie Cissé
Aci Hamadallaye
BP 145 Bamako
syllaka@yahoo.fr

L'Harmattan Togo
Djidjole – Maison Amela
face EPP BATOME
02 BP 20680 Lomé
didieramela11@gmail.com

L'Harmattan Côte d'Ivoire
Résidence Karl – Cité des Arts
Abidjan-Cocody
03 BP 1588 Abidjan
harmattan.ivoire@gmail.com

L'Harmattan Bénin
Rue 604, (Immeuble à l'entrée
de la rue UCAO- Cite de Saint-Jean)
Cotonou
stepcorpus@gmail.com

Nos librairies en France

Librairie internationale
16, rue des Écoles
75005 Paris
librairie.internationale@harmattan.fr
01 40 46 79 11
www.librairieharmattan.com

Librairie des savoirs
21, rue des Écoles
75005 Paris
librairie.sh@harmattan.fr
01 46 34 13 71
www.librairieharmattansh.com

www.ingramcontent.com/pod-product-compliance
Lightning Source LLC
LaVergne TN
LVHW051633071026
849535LV00009BA/3563
* 9 7 8 2 3 3 6 5 2 0 1 5 5 *